Jacob Dunga
Nura H. Alkai
Jafiada J. Dunga

O pó de serra e o seu efeito no sistema respiratório

Jacob Dunga
Nura H. Alkai
Jafiada J. Dunga

O pó de serra e o seu efeito no sistema respiratório

ScienciaScripts

Imprint
Any brand names and product names mentioned in this book are subject to trademark, brand or patent protection and are trademarks or registered trademarks of their respective holders. The use of brand names, product names, common names, trade names, product descriptions etc. even without a particular marking in this work is in no way to be construed to mean that such names may be regarded as unrestricted in respect of trademark and brand protection legislation and could thus be used by anyone.

Cover image: www.ingimage.com

This book is a translation from the original published under ISBN 978-3-330-65359-7.

Publisher:
Sciencia Scripts
is a trademark of
Dodo Books Indian Ocean Ltd. and OmniScriptum S.R.L publishing group

120 High Road, East Finchley, London, N2 9ED, United Kingdom
Str. Armeneasca 28/1, office 1, Chisinau MD-2012, Republic of Moldova, Europe
Managing Directors: Ieva Konstantinova, Victoria Ursu
info@omniscriptum.com

Printed at: see last page
ISBN: 978-620-8-50564-6

Índice

Agradecimentos

Os meus sinceros agradecimentos ao Professor C.O Ukoli, Chefe da Unidade Respiratória do Hospital Universitário de Jos, que me orientou ao longo da minha formação pós-graduada e cuja contribuição para a minha formação é muito apreciada. Devo também expressar o meu profundo agradecimento à professora E K Chuhwak da Unidade de Endocrinologia do Hospital Universitário de Jos, cujo contributo, encorajamento, orientação e apoio nunca esquecerei. Ela leu este projeto com rapidez e precisão e contribuiu para que eu apresentasse um trabalho academicamente sólido. Este texto não estará completo sem um agradecimento especial ao Dr. Sunday Bwala, do Departamento de Inglês e Linguística da Universidade de Maiduguri, pela revisão deste projeto. Aos meus outros professores do Departamento de Medicina Interna, cujos nomes o espaço não me permite mencionar, quero agradecer a todos os vossos contributos a vários níveis do desenvolvimento deste texto.

E a todos os meus colegas, quero agradecer-vos por terem estado presentes quando precisei da vossa ajuda, que Deus vos abençoe a todos.

Dedicação

Este trabalho é dedicado ao meu Deus, em quem mais confio, e ao meu querido e falecido pai Amos Dunga, que nunca duvidou do quanto eu poderia alcançar na vida, à minha querida mãe Aishatu Amos por estar sempre ao meu lado, à minha querida esposa Dra. Jafiada (preciosa) e aos diamantes Zara (tutu), Richard (papá), Barack (barry) e Saleem (rei) Dunga, vocês são a melhor prenda para mim, os vossos sacrifícios por mim são incomensuráveis e, finalmente, a todos os membros da minha família, vocês fazem parte da minha história.

Resumo do estudo

Este estudo debruçou-se sobre os sintomas respiratórios e a função ventilatória dos trabalhadores das serrações em Jos, a capital do estado de Plateau, que se situa na zona montanhosa do centro da Nigéria. Este estudo coincidiu com outros estudos semelhantes que foram realizados noutras partes do país.

A sensação de aperto no peito, a produção de expetoração e a tosse foram alguns dos sintomas predominantes entre os indivíduos do estudo, outros sintomas foram espirros, pieira e alergia.

Este estudo foi capaz de relacionar a duração da exposição e a concentração de poeira inalada com a ocorrência de sintomas, com aqueles que têm um período prolongado de exposição e uma maior concentração de poeira inalada a apresentarem mais sintomas em comparação com aqueles com menor duração e menor concentração de poeira inalada.

A categoria do ambiente de trabalho também foi considerada neste estudo, que mostrou que os trabalhadores da secção de fresagem e carpintaria apresentavam mais sintomas respiratórios do que os da secção de venda de madeira. Esta conclusão está relacionada com a quantidade de poeira gerada e com o contacto com as partículas de poeira, que é maior na secção de fresagem e carpintaria, o que também foi mais evidente na concentração de poeira medida em várias secções (venda de madeira 4.4mg/m^3, carpintaria 20,6 mg/m^3, fresagem 22,5mg/m^3). A função ventilatória também foi reduzida nos indivíduos do estudo em relação aos indivíduos de controlo, o que se tornou evidente pelo declínio da relação fev1, pefr e fev1/fvc, tendo sido também observado um declínio semelhante quando os indivíduos do estudo foram comparados com os valores previstos por Anyanwu CH.

Este estudo também determinou o padrão de comprometimento nos indivíduos do estudo com padrão obstrutivo dominante (35%) em comparação com o padrão restritivo (5%). O efeito da altitude no volume pulmonar também foi observado com esses indivíduos tendo volumes pulmonares aumentados, estes também são comparáveis a estudos semelhantes feitos em regiões de alta altitude do mundo.

CAPÍTULO UM

1.1 INTRODUÇÃO

Os pulmões, a seguir à pele, são o segundo órgão mais frequentemente afetado por toxinas relacionadas com a profissão.[1] A inalação de materiais estranhos no local de trabalho pode causar uma série de síndromas pulmonares que têm sido reconhecidos como um dos principais factores que contribuem para todas as doenças pulmonares não vasculares em todo o mundo.[1] A exposição ao pó de madeira e a substâncias relacionadas com o processamento da madeira tem sido associada a uma variedade de riscos para a saúde respiratória, pelo que foram detectadas e descritas doenças do trato respiratório superior e inferior.[2]

Muitos fumos, gases, vapores, poeiras e outras substâncias inaladas têm um efeito potencialmente tóxico que se manifesta por lesões pulmonares e extra-pulmonares.[3] A relação entre a ocupação e a doença pulmonar foi reconhecida já no século XVIII pelo Dr. Bernadino Rammazzini, um médico italiano e pai da Medicina do Trabalho.[4] Posteriormente, a silicose, uma das doenças pulmonares incapacitantes causadas pela exposição à sílica cristalina, foi identificada no final do século XVIII.[5]

O trabalho de serração é efectuado há séculos e a referência mais antiga conhecida a uma serração em funcionamento provém de um poeta romano, Ausonius, que escreveu um poema épico sobre o rio Mosela, na Alemanha, no século IV d.C.[6] Antes da invenção da serração, o corte da madeira era efectuado manualmente por homens que utilizavam uma serra de chicote. No século XX, a introdução da eletricidade e da alta tecnologia fez progredir ainda mais este processo e, atualmente, a maioria das serrações são enormes e extremamente extensas, em que quase todos os aspectos do trabalho são informatizados. Atualmente, uma serração pode produzir muitas centenas de milhares de tábuas por dia.[6] Na Nigéria, o trabalho com a madeira também existe há séculos. Foi a principal fonte de matérias-primas para a construção de abrigos e para a lavoura desde a era pré-colonial. No entanto, ainda não atingiu a mecanização total[7].

1.2 EFEITOS PULMONARES DA EXPOSIÇÃO A POEIRAS DE SERRA

A exposição a poeiras de madeira tem sido associada a uma variedade de efeitos adversos para a saúde, incluindo dermatites, efeitos respiratórios alérgicos, efeitos respiratórios mucosos e não alérgicos e cancro.[7,8,9] Tanto a pele como o sistema respiratório podem ficar sensibilizados às poeiras de madeira. Quando um trabalhador fica sensibilizado ao pó de madeira, pode sofrer reacções alérgicas graves, após exposição repetida ou exposição prolongada a concentrações mais baixas de pó.[10-14] Tanto o pó de madeira orgânico como o inorgânico têm sido associados a efeitos adversos na saúde respiratória, facto que tem sido reconhecido ao longo dos últimos séculos.[2] Os efeitos respiratórios da exposição a poeiras de madeira incluem um estado semelhante à asma, pneumonite de hipersensibilidade e bronquite crónica.[15, 16] Os efeitos das poeiras de madeira na saúde devem-se a substâncias químicas presentes na madeira ou a substâncias químicas presentes na madeira criadas por bactérias, fungos ou bolores. A tosse ou os espirros são causados pela própria poeira. Os sintomas semelhantes aos da asma podem dever-se a sensibilidades a substâncias químicas presentes na madeira; o ácido plicático presente no cedro vermelho é responsável pela reação à asma e pelo efeito alergénico associado ao pó da madeira.[17]

Na Nigéria, verifica-se um aumento da prevalência de sintomas respiratórios, principalmente dores no peito, tosse com produção de expetoração e declínio associado da função ventilatória entre os trabalhadores de serrações, em comparação com os não trabalhadores de serrações, tendo-se verificado que a prevalência de tais sintomas depende da duração da exposição ao pó de madeira, Jinadu *et al.*[15]

1.3 AVALIAÇÃO DA FUNÇÃO PULMONAR

Estudos realizados por John Hutchinson em 1846 mostram que a avaliação da função pulmonar humana remonta ao século XVII.[1,6] No entanto, Borelli é o fisiologista mais antigo (1679) que estabeleceu uma investigação experimental sobre a qualidade do ar recebido por uma única inspiração.[1] Após esta experiência, o progresso no desenvolvimento de técnicas para testes de função pulmonar foi lento até à década de 1950. No entanto, após o

Na década de 1950, os fisiologistas pulmonares aproveitaram as oportunidades oferecidas pelo avanço dos campos da eletrónica, dos transdutores e dos computadores. Atualmente, existem muitas técnicas para avaliar tanto o desempenho integrado dos sistemas cardiovascular e respiratório como os seus componentes individuais. Desde a invenção da espirometria por Hutchinson em 1846, a avaliação da função pulmonar tem sido uma ferramenta útil para a avaliação de doenças pulmonares[1, 6].

A capacidade vital forçada (CVF) pode ser obtida através de uma expiração forçada máxima após uma inspiração completa. A subdivisão medida mais comum da CVF é o volume expiratório forçado num segundo (VEF1). Os resultados são comparados com os valores previstos com base na idade, altura, sexo e grupo étnico. O rácio VEF1/CVF também é um auxiliar de diagnóstico útil, sendo que valores inferiores a 70% definem obstrução das vias aéreas e valores normais ou superiores indicam doenças pulmonares restritivas.

A taxa de fluxo expiratório máximo (PEFR) é a taxa de fluxo mais rápida que pode ser estimada durante 10ms durante uma expiração máxima após uma inspiração completa. A medição do pico de fluxo expiratório pode ser efectuada com um pequeno medidor portátil ou através de um espirómetro. Outros parâmetros de avaliação da função pulmonar incluem: volumes pulmonares, medições das capacidades de difusão e gases do sangue arterial.

1.4 JUSTIFICAÇÃO DO ESTUDO

Tal como noutros países, a avaliação da função pulmonar ventilatória e dos sintomas respiratórios foi efectuada em várias partes da Nigéria [7-13].

O reconhecimento de uma relação entre as doenças respiratórias e o ambiente de trabalho é parte integrante da legislação laboral, tanto nos países em desenvolvimento como nos países desenvolvidos.

O efeito da exposição ao pó de madeira nos trabalhadores das serrações no planalto de Jos foi analisado neste estudo. Este estudo ajudará a alcançar os seguintes objectivos

1. Estabelecimento de uma ligação substancial entre a serradura, o ambiente e as doenças respiratórias.
2. Para a aplicação atempada de estratégias preventivas e de tratamento dos indivíduos expostos, de modo a melhorar o prognóstico desse risco.
3. Sensibilizar os trabalhadores das serrações em termos de estratégias preventivas e de indemnização.
4. O diagnóstico de doenças respiratórias que podem ser precipitadas ou exacerbadas por esses locais de trabalho pode levar a uma mudança no local de trabalho desse doente, de modo a melhorar a sua qualidade de vida e o seu prognóstico.

Apesar da distribuição generalizada de serrações e de trabalhadores da madeira na Nigéria, não foram efectuados estudos sobre o efeito do pó da madeira nos trabalhadores das serrações no planalto. A maior parte dos estudos efectuados foram realizados na parte sul da Nigéria, embora as serrações também se encontrem frequentemente na parte norte do país. Este estudo tem como objetivo determinar os efeitos do pó de serra nos trabalhadores destes locais de trabalho e também sensibilizar as pessoas para os problemas do pó de serra nestas indústrias, onde existe um elevado nível de ignorância entre os trabalhadores. Podem ser dados conselhos para melhorar a saúde respiratória com o objetivo de prevenir a incapacidade pulmonar crónica e garantir um ambiente de trabalho seguro.

1.5 FINALIDADE E OBJECTIVOS

Este estudo tem como objetivo determinar o efeito da exposição ao pó de serra no sistema respiratório e na função ventilatória dos trabalhadores de serrações em Jos, no Estado de Plateau.

1.6 OBJECTIVOS ESPECÍFICOS

1. Determinar os valores do volume expiratório forçado num segundo (FEV1), da capacidade vital forçada (FVC) e da taxa de pico de fluxo expiratório (PEFR) dos serradores em Jos, Plateau, uma zona de altitude elevada do planalto.
2. Estabelecer qualquer diferença na função ventilatória e nos sintomas respiratórios entre indivíduos expostos e não expostos (controlos)
3. Determinar a prevalência de sintomas respiratórios entre os serradores de madeira em Jos, no Estado de Plateau.
4. Determinar o efeito da duração da exposição nos sintomas respiratórios e na função pulmonar.
5. Determinar o padrão das doenças respiratórias encontradas entre os trabalhadores das serrações em Jos.
6. Determinar o padrão de sintomas respiratórios em vários ambientes de trabalho de trabalhadores de serrações.
7. Determinar a concentração de pó de madeira em vários ambientes de trabalho.

CAPÍTULO DOIS

1.1 REVISÃO DA LITERATURA

A madeira é um dos recursos mais renováveis do mundo, que cresce em florestas de todo o mundo. Tem um vasto espetro de utilizações. O termo "madeira industrial" refere-se a toda a madeira serrada, madeira para pasta de papel, postes, escoras e madeira utilizada para outros fins, como painéis de partículas e painéis de fibras. [17]
Entre os vários tipos de poeiras orgânicas a que os seres humanos estão expostos, o pó de madeira é um dos mais importantes do mundo.[18] É colhido ou processado em quase todos os países do mundo devido à sua utilização tradicional para combustível e construções.[19] Uma exposição média de cerca de 1mg/m^3 de pó de madeira é considerada um irritante das membranas mucosas e pode causar alergia, asma, doença pulmonar obstrutiva crónica (DPOC) e cancro nasal, principalmente adenocarcinoma.[17]

Embora não seja possível fazer uma distinção clara em termos de risco para a saúde entre diferentes tipos de espécies de madeira, a madeira dura parece constituir um maior risco para a saúde do que a madeira macia para a maioria dos efeitos na saúde.[19]
Outras doenças respiratórias, exceto a asma, não estão associadas a tipos de madeira e factores de risco específicos. Presume-se que os efeitos respiratórios induzidos pelas poeiras de madeira sigam aproximadamente o mesmo mecanismo que outros pós orgânicos, como as poeiras de cereais e de algodão, através da libertação de mediadores inflamatórios das células inflamatórias e epiteliais[9,]

As várias espécies de madeira são classificadas em árvores de folha caduca (madeiras duras) e árvores coníferas (madeiras macias). As espécies mais comuns são as madeiras duras. As madeiras moles representam cerca de 800 espécies, mas as madeiras duras são as que se encontram predominantemente no nosso ambiente. Algumas das madeiras duras que são comuns no nosso ambiente são o Iroko (*Chlorophora excelsa*), o mogno africano (*Khaya*) e o carvalho (*Quercus*). Encontram-se também plantas semelhantes a árvores que produzem madeira, como o bambu (*Graminaceae*) e a palmeira (*Palmae*). [18]

1.2 CONSTITUINTE QUÍMICO DA MADEIRA

Os principais constituintes químicos da madeira representam entre 0,2 e 0,5% da madeira encontrada nas zonas temperadas, mas muito mais nas madeiras tropicais. [19] Estes constituintes químicos da madeira podem ser divididos, em termos gerais, em: a) Componentes macromoleculares

b) Componentes de baixa massa molecular relativa

c) Componentes orgânicos diversos

d) Compostos inorgânicos

4.1.1 COMPONENTES MACROMOLECULARES:

Estas incluem a celulose, um componente importante tanto da madeira macia como da madeira dura (40-50%), as polioses (hemiceluloses) e a lenhina.

4.1.2 COMPONENTES DE BAIXA MASSA MOLECULAR RELATIVA:

Trata-se de uma mistura heterogénea de compostos orgânicos e inorgânicos. A matéria orgânica extraída da madeira com solventes não polares ou polares é normalmente designada por "extractivos". A parte inorgânica é reduzida principalmente a cinzas na análise da madeira. Os "extractivos" representam 0,1-1% da massa da madeira em árvores de zonas temperadas e 15% ou mais em madeiras tropicais, exemplos proeminentes incluem terpenos e terpenóides, taninos, quininas e estilbenos. Alguns destes compostos podem ter propriedades tóxicas, irritantes ou sensibilizantes. [19]

4.1.3 COMPOSTOS ORGÂNICOS DIVERSOS:

Estes incluem aminoácidos, proteínas, alcalóides de várias estruturas químicas, por exemplo (berberina, estricnina) e compostos fototóxicos como o psoraleno e os seus derivados. [19]

4.1.4 COMPOSTOS INORGÂNICOS:

Os principais componentes inorgânicos são o potássio, o cálcio e o magnésio. Compostos como o silicone e o crómio, potencialmente cancerígeno, também se encontram em algumas espécies.

2.2 ETIOPATOGÉNESE DAS DOENÇAS RESPIRATÓRIAS RELACIONADAS COM A MADEIRA

A exposição ao pó de madeira tem sido associada a doenças pulmonares e extra-pulmonares. Em alguns casos, as patogenias não estão bem definidas. Algumas patogénicas conhecidas são descritas abaixo.

2.2.1 Rinite e laringite

A rinite é caracterizada por espirros, rinorreia, obstrução da passagem nasal e prurido faríngeo após exposição a alergénios ou irritantes.[20] Os pêlos nasais e os cornetos servem de filtros para partículas e gases. A resposta inicial da mucosa nasal à deposição de partículas e gases é a vasodilatação com aumento da permeabilidade, rinorreia e congestão.[21]

Numerosas substâncias presentes no local de trabalho, incluindo o pó de madeira, provocam doenças alérgicas e das vias respiratórias superiores. O pó de madeira é alcalino e irrita as vias respiratórias.[22]

A rinite alérgica, que ocorre em pessoas atópicas, tem de ser diferenciada da rinite ocupacional. As pessoas com rinite alérgica têm normalmente uma história familiar de atopia e uma história pessoal de alergia colateral expressa como dermatite, urticária e/ou asma.[22] A rinite ocupacional distingue-se da rinite perene e sazonal pela melhoria dos sintomas quando a pessoa está ausente do trabalho.[23]

A laringe tem a menor área de secção transversal do trato respiratório. A laringite apresenta-se como inflamação e edema das cordas vocais resultantes de irritantes e alergénios ou da drenagem de mediadores inflamatórios da passagem nasal.[22]

2.2.2 Bronquite aguda.

A localização das partículas depositadas nas vias respiratórias é determinada pela concentração e pelo tamanho das partículas. As partículas com 10 µm ou mais de diâmetro são depositadas no nariz e na faringe. As partículas com 5 µm de diâmetro ou menos podem passar para os alvéolos e as partículas de tamanho intermédio são depositadas em diferentes proporções nos níveis intermédios. O tamanho e a natureza da partícula também determinam a resposta pulmonar[16, 24].

As partículas de tamanho intermédio depositadas nos brônquios provocam uma inflamação da mucosa que resulta em bronquite aguda. Isto é observado em pessoas cujas ocupações envolvem exposição a poeiras ou que trabalham em indústrias químicas e de processamento de alimentos, mineração, armazenamento e processamento de grãos e rações, moagem de algodão-têxtil e soldadura.[17] Os sintomas são mais graves após graus mais elevados de exposição. O grau de exposição pode ser reduzido através da substituição de materiais, da humidificação das poeiras, de uma melhor ventilação do posto de trabalho ou da utilização de máscaras respiratórias que filtram as partículas ou os produtos químicos. A bronquite aguda pode frequentemente ser revertida através da redução da quantidade de exposição. A asma brônquica pode ser uma sequela após a resolução da bronquite aguda.[25] **2.2.3 Asma profissional**

É definida como uma limitação variável do fluxo de ar causada por um agente específico no local de trabalho por mecanismos imunológicos ou não imunológicos.[17]

A asma relacionada com o trabalho pode ser:

a) Asma agravada pelo trabalho: Exacerbação da asma que estava previamente subclínica ou em remissão.

b) Asma com latência: Um novo início de asma causado por uma exposição sensibilizante. c) Asma irritante: Asma que resulta de uma única exposição intensa a um irritante respiratório potente.

A asma agravada pelo trabalho é causada por uma irritação mecânica das vias respiratórias provocada por pó de madeira não alergénico ou por uma irritação química.[25,26,27]

A asma com latência segue-se à estimulação da produção de IgE específica por proteínas biológicas de elevado peso molecular (MW > 5000 Daltons ou mais, por exemplo, têxteis e cereais). A reexposição a estes estimulantes desencadeia a libertação de citocinas que exercem efeito nas células que participam na resposta inflamatória. As pessoas que fumam ou que têm uma história de atopia correm um maior risco de desenvolver asma com latência.[27]

A exposição a substâncias de baixo peso molecular (MW < 5000 Daltons), como os desocianatos (encontrados no fabrico de plásticos e na utilização de vernizes), os anidridos e o ácido plicático actuam como haptenos que se combinam com moléculas de proteínas transportadoras para formar alergénios. Estes causam sensibilização sem produzir IgE específica.

A melhoria dos sintomas de asma durante as férias e os fins-de-semana prolongados fora do trabalho ou o agravamento dos sintomas no final da semana de trabalho apoiam fortemente o diagnóstico de asma profissional. A espirometria ou a monitorização ambulatória do pico de fluxo que mostra, de forma reprodutível, uma deterioração do fluxo de ar após 8 horas do início do trabalho e um agravamento até ao final do dia de trabalho, mas que mostra um fluxo de ar essencialmente normal durante longos períodos de ausência do trabalho, fornece provas fisiológicas que ajudam a confirmar o diagnóstico.

2.2.4 Doença pulmonar obstrutiva crónica

A doença pulmonar obstrutiva crónica (DPOC) é um grupo de doenças respiratórias crónicas e lentamente progressivas caracterizadas pela redução do fluxo expiratório máximo durante a expiração forçada. A maior parte da obstrução ao fluxo aéreo é fixa, mas pode ser observado um grau variável de reversibilidade e hiperatividade brônquica.[28] Vários estudos ocupacionais demonstraram a associação entre a doença pulmonar obstrutiva crónica e a exposição a poeiras, gases ou fumos.[29,] A DPOC evolui a partir de um processo inflamatório que envolve as vias aéreas e os espaços aéreos distais. A inflamação crónica pode levar à hiperplasia das glândulas mucosas e à hipersecreção das glândulas mucosas.[26]

2.3 INDÚSTRIAS E PROFISSÕES RELACIONADAS COM A MADEIRA

Os trabalhadores de uma variedade de indústrias podem ser expostos a poeiras de madeira. Seguem-se os processos de trabalho com madeira que foram encontrados na população estudada.

2.3.1 Serrar

Isto é efectuado através da passagem de uma lâmina com uma série de dentes afiados através da madeira. A quantidade de pó de madeira gerada é determinada pela velocidade do 10 a ação de serrar, o ângulo de corte, a nitidez e a largura da lâmina a serrar contra a madeira[30].

2.3.2 Lixagem

É o processo de alisamento da superfície da madeira através de um processo abrasivo em que arestas vivas de papel cristalino pequeno e duro (lixa) são rapidamente arrastadas através da superfície da madeira com pressão aplicada perpendicularmente à superfície.[31]

2.3.3 Formação

Para aplainar, juntar, moldar e dar forma, uma plaina é utilizada para alisar uma ou mais faces de uma peça de madeira e, ao mesmo tempo, reduzi-la a uma espessura pré-determinada. Os entalhadores servem para esquadriar e alisar o bordo da madeira ou do painel para preparar a colagem e noutras situações em que é necessária uma superfície lisa. Os moldadores são utilizados para cortar e dar forma às faces exteriores de tábuas e produtos de madeira.

2.3.4 Torneamento (torneamento)

Este processo envolve a utilização de uma espuma para produzir formas cilíndricas em objectos de madeira. A quantidade de poeira gerada depende da velocidade do processo de torneamento.

2.3.5 Furar, fresar e esculpir

As máquinas de furar são concebidas para efetuar furos para parafusos e outros fins. As tupias são utilizadas para moldar as arestas e os cantos dos objectos de madeira e para cortar ranhuras de várias formas. As máquinas de entalhar são ferramentas rotativas montadas, concebidas para o corte lateral e final.

2.3.6 Arremate e espigamento

Um encaixe é uma cavidade cortada numa peça de madeira para receber uma espiga (saliência), que em conjunto forma uma junta de encaixe e espiga. Este processo envolve acções de fresagem e serragem que produzem uma quantidade substancial de pó de madeira.

2.3.7 Fabricante de móveis de madeira e fabrico de armários

Existem basicamente três fases no fabrico de mobiliário, embora a nomenclatura possa variar de um local para outro. São elas: transformação, fabrico de componentes e 11

montagem. A conversão envolve serrar, planificar e lascar. Pode ocorrer exposição a poeiras, especialmente se não for utilizada ventilação por exaustão local. O fabrico de componentes envolve o corte de peças de madeira convertidas em tamanhos acabados e a maquinação dos componentes necessários para fabricar mobiliário. A exposição a poeiras pode ser elevada nesta fase.[32] A montagem pode envolver exposição, dependendo do facto de se lixar ou não nesta fase. A marcenaria é um ofício altamente qualificado, estreitamente relacionado com o fabrico de mobiliário.[33]

2.4 FACTORES QUE INFLUENCIAM A EXPOSIÇÃO OCUPACIONAL À MADEIRA POEIRAS

Os processos de trabalho da madeira efectuados por um determinado grupo de indivíduos determinam o nível de exposição acima descrito. Quanto mais dura for a madeira, mais ligeiramente ligadas estão as partículas. Por conseguinte, as madeiras duras sofrem mais agitação, o que resulta numa maior quantidade de poeiras. As células da madeira seca são menos plásticas e mais susceptíveis de se estilhaçarem, levando à formação de poeiras. Embora o teor de humidade das diferentes espécies de árvores varie, também é influenciado pela frescura (verde) da madeira. A secagem é outro processo de transformação da madeira. Pode alterar a composição química da madeira. Alguns dos extractivos de massa molecular relativamente baixa, como os monoterpenos, podem ser volatizados[34].

O volume de poeira gerado também depende da forma como o processamento da madeira é efectuado. A eficiência das máquinas para trabalhar madeira aumentou muito e a maior velocidade de produção resultou na produção de mais poeiras. As máquinas também geram partículas de poeira mais finas.

Várias caraterísticas do local de trabalho podem também afetar o nível das máquinas para trabalhar madeira e o ambiente regulamentar. Os locais de trabalho de pequena dimensão podem ter menos controlos de engenharia implementados. A qualidade e os métodos utilizados na limpeza são importantes, porque as poeiras de madeira que se depositaram no chão e no equipamento podem voltar a ficar suspensas.[34]

As endotoxinas (complexos proteicos de lipopolissacáridos, que são parte integrante das bactérias gram-negativas) e os fungos alérgicos são os principais riscos biológicos encontrados na madeira 12

[35] Aperto no peito, tosse, falta de ar, febre e pieira foram observados em trabalhadores expostos a endotoxinas transportadas pelo ar.[36] As endotoxinas podem ser um importante agente causador no desenvolvimento de bronquite crónica associada à exposição a poeiras orgânicas.[36] A exposição a poeiras de madeira pode modular a expressão de citocinas e quimiocinas derivadas de macrófagos.[37]

As reacções alérgicas precoces à madeira de coníferas e aos microrganismos associados ao pó da madeira são comuns entre os trabalhadores das serrações, o que representa um risco potencial de doença relacionada com o trabalho neste grupo profissional.[38, 39]

2.5 DISFUNÇÃO VENTILATÓRIA NA SEQUÊNCIA DE POEIRAS DE MADEIRA

EXPOSIÇÃO AOS PULMÕES

Estudos demonstraram que a inalação de pó de madeira pode ser perigosa para a saúde.[8,9,14,32,38] Foi relatada no sudoeste da Nigéria uma elevada prevalência de sintomas respiratórios, principalmente tosse, dores no peito e produção de expetoração entre os trabalhadores das serrações.[(39)] Neste estudo do sudoeste da Nigéria, os parâmetros da função pulmonar eram significativamente mais baixos ($p<0,05$) nos trabalhadores das serrações do que nos controlos. Um grande número (94,9%) dos trabalhadores estava consciente dos potenciais perigos da exposição ao pó de serra , enquanto menos de 20% usavam máscaras de proteção.[39]

Os sintomas respiratórios eram comuns durante o horário de trabalho entre os trabalhadores das serrações e a prevalência de sintomas respiratórios era fortemente dependente da duração da exposição.[39] A prevalência de tosse crónica aumentou de 5,8% nos trabalhadores com menos de 2 anos de exposição para 33,3% nos que tinham mais de 10 anos de exposição.

A dispneia não foi observada nas pessoas com menos de 2 anos de exposição, mas mostrou uma tendência ascendente com o aumento dos anos: Era de 1,9% nas pessoas com 2,5 anos de exposição e de 25% nas pessoas com mais de 10 anos de exposição. A prevalência de catarro nasal situou-se entre 15,0% e 41,7%. Os sintomas asmáticos apresentaram o mesmo padrão: 1,9% nos indivíduos com 4 anos de exposição, 15,0% nos que tinham entre 6 e 10 anos e 33% nos que tinham mais de 10 anos de exposição. Em geral, no seu estudo, a tosse crónica ocorreu em 11,1%, a dispneia em 3,3%, o catarro nasal em 19,0% e a asma em 5% dos trabalhadores[39].

Verificou-se também que as medições espirométricas anormais eram significativamente mais baixas nos indivíduos do estudo do que nos indivíduos do controlo (CVF: 3,84 ±

0,8 versus 3,31± 0,22, p< 0,01; FEVi 2,11± 0,12 versus 2,45± 0,31, p<0,01; tempo expiratório médio (MET) em segundos: 0,89± 0,8 versus 0,58± 0,23 p < 0,01).
Um estudo transversal de trabalhadores de cedro, efectuado por Chang-Yeung *et al.*[40] , relatou que a tosse, a dispneia e a asma eram mais frequentes entre 652 trabalhadores de madeira de cedro ocidental do que entre 440 trabalhadores de escritório. O comprometimento da função respiratória, medido pelo VEF1, CVF, fluxo expiratório médio forçado (FMEF), estava entre 25 e 75% da CVF ($VEF_{25=75\%}$) e $VEF_{(1)}$/CVF correlacionou-se significativamente (p < 0,001) com o aumento do tempo de emprego em fábricas de cedro. As razões ímpares foram ajustadas para tabagismo, raça e idade. Pisaniello *et al.*[41] , num estudo transversal realizado no sul da Austrália com 168 trabalhadores da madeira e 298 trabalhadores sem exposição significativa a poeiras de madeira em fábricas de mobiliário, referiram que existe uma associação significativa entre a exposição a poeiras de madeira dura e dois ou mais sintomas nasais, após ajustamento para o tabagismo e a idade. Outro estudo realizado por Norish *et al*[42] mostrou que os sintomas das vias aéreas superiores e inferiores eram mais frequentes em 44 trabalhadores da madeira selecionados aleatoriamente do que em 38 trabalhadores de escritório.
Al Zuhair *et al.*[43] registaram uma diminuição significativa do VEF1 e da CVF ao longo do turno de trabalho . Este facto foi também demonstrado por 60 trabalhadores de uma

fábrica de mobiliário, no piso da máquina e na oficina de armários.

Um estudo entre 145 trabalhadores não fumadores do sector dos móveis e 152 trabalhadores não fumadores de uma empresa de engarrafamento sem exposição a poeiras na África do Sul mostrou que a tosse, a fleuma, a dispneia, a pieira e os sintomas nasais eram duas ou três vezes mais comuns nos trabalhadores expostos do que nos não expostos.[44] As medições espirométricas eram significativamente mais baixas nos homens expostos do que nos não expostos. No entanto, não houve diferença nestas medições entre as mulheres expostas e não expostas, os anos de emprego como um preditor significativo de perda da função pulmonar medida por índices espirométricos também foi observado.[45]

Um estudo transversal realizado por Schlunssen *et al.*[46] , que incluiu 54 fábricas de mobiliário e três fábricas de controlo não relacionadas com mobiliário, mostrou que os trabalhadores da madeira tinham uma maior frequência de tosse com uma interação negativa entre a exposição a poeiras e o tabagismo. Foi também observada uma relação dose-resposta entre a exposição a poeiras e os sintomas de asma e foi observada uma interação positiva para a asma entre o sexo feminino e a exposição a poeiras. Também se observou um aumento da frequência de pieira e um declínio do FEV1 ao longo do turno, entre os trabalhadores que utilizam madeira de pinho, tendo-se também notado que a exposição a poeiras de madeira pode causar sintomas respiratórios, apesar de uma exposição relativamente baixa.

Os valores médios de PEFR, MMF e FEF foram significativamente mais baixos nos trabalhadores expostos do que nos controlos, tanto para fumadores como para não fumadores. O défice da função pulmonar, com exceção do VEF1/CVF, também mostrou uma tendência significativa com o aumento dos níveis de poeiras de madeira.[47-52]

Todos os parâmetros da função pulmonar foram significativamente mais baixos nos trabalhadores expostos do que nos controlos e mostraram uma tendência decrescente com o aumento dos níveis de exposição classificados por cargos. Estes resultados também indicaram que o elevado nível de exposição a poeiras de madeira nas indústrias de transformação de madeira pode levar a riscos pulmonares.[41]

2.6 DIAGNÓSTICO DE DOENÇAS PULMONARES OCUPACIONAIS

O reconhecimento e o diagnóstico precoce da doença pulmonar profissional podem travar a progressão da doença e proteger os colegas de trabalho da exposição contínua a riscos no local de trabalho. Com o aumento previsto das doenças profissionais nos países em desenvolvimento, é necessário ter um elevado índice de suspeição para diagnosticar as doenças profissionais. A doença pulmonar profissional pode ser diagnosticada como qualquer outra doença, com base na história de exposição à substância agressora, na duração da exposição, no exame físico, no exame dos pulmões
15
teste funcional, radiografia torácica, tomografia computorizada (TC) ou com contraste, ressonância magnética (RM) e outros exames complementares.

2.6.1 HISTÓRIA PROFISSIONAL

Uma história ocupacional ao longo da vida é essencial, uma vez que algumas doenças, como a silicose, podem manifestar-se 10 anos após a cessação da exposição.[53] As profissões de alto risco são as que têm uma produção óbvia de poeiras, fumos e vapores, enquanto a pulverização, secagem e revestimento de superfícies também acarretam um risco relativo.[36] Uma história de agravamento dos sintomas à medida que o trabalho progride e de alívio dos sintomas durante o período de inatividade pode sugerir uma relação entre a profissão e o processo da doença.[54,55,56] Haverá também um aumento associado no número de colegas de trabalho que também se manifestam com sintomas semelhantes. [57,58,59]

O padrão do processo da doença também deve ser identificado para que o clínico possa decidir sobre os possíveis agentes etiológicos.[60] Para o levantamento epidemiológico, os questionários são ferramentas importantes para a recolha de dados sobre a sintomatologia do processo da doença.[59]

2.6.2 TESTE DE FUNÇÃO PULMONAR

Os testes de função pulmonar são aspectos importantes da avaliação das doenças pulmonares que não podem ser ignorados, especialmente quando os factores de risco são evidentes.[61] Os principais tipos de testes de função pulmonar incluem a espirometria, a medição dos volumes pulmonares e a quantificação das capacidades de difusão.

2.6.2.1 ESPIROMETRIA

Trata-se de uma forma não invasiva de medir o caudal expiratório que demora apenas 10-15 minutos. É económico e não apresenta qualquer risco.

O volume expiratório forçado no primeiro segundo (VEF1) é a variável espirométrica mais importante para a avaliação da obstrução ao fluxo aéreo. Diminui em proporção direta e linear com o agravamento clínico. Também determina o grau de obstrução como ligeiro, moderado ou grave. O VEF1 medido é normalmente expresso como uma percentagem do previsto para determinar a normalidade.[62] Como orientação aproximada, o VEF1 previsto para um homem de 50 anos de idade com estatura média é de 4,0 L e de 3,0 L para uma mulher com a mesma idade. Normalmente, há uma transição muito gradual da função pulmonar normal para uma obstrução ligeira das vias aéreas. Para melhorar a sensibilidade, os fisiologistas adoptam o rácio FEV1/FVC como um índice mais sensível, que é normalmente expresso em percentagem, sendo 70% considerado o limite inferior do normal.[62]

2.6.2.2 PICO DE FLUXO EXPIRATÓRIO:

O pico de fluxo expiratório é o fluxo máximo fornecido durante uma expiração forçada a partir de um nível de insuflação pulmonar máxima. É uma forma indireta de avaliar o calibre das vias aéreas, embora não seja um instrumento muito sensível para detetar uma obstrução ligeira das vias aéreas.[63] É, no entanto, um bom teste de rastreio da obstrução das vias aéreas. O medidor de pico de fluxo é uma forma simples, portátil, fácil e conveniente de monitorizar a função ventilatória em estudos de campo.[63]

2.6.2.3 VOLUMES DO PULMÃO

A medição da capacidade pulmonar total (CPT) pode ser útil quando a capacidade vital está diminuída. Por exemplo, no contexto de DPOC com uma capacidade vital baixa, a medição da CPT pode ajudar a determinar se existe uma perturbação restritiva sobreposta.[61]

Os métodos de medição da TLC são:

- Diluição do hélio
- Lavagem de azoto
- Pletismorgrafia corporal.

A medição da CPT através da radiografia de tórax correlaciona-se em cerca de 15% com a obtida através da pletismografia corporal.[64] O método da radiografia de tórax é efectuado através da medição da quantidade de ar observada nos pulmões, numa vista póstero-anterior e lateral padrão, utilizando um planímetro.

A radiografia do tórax, embora na maioria das vezes não específica, dá uma boa indicação para a deteção e monitorização de doenças respiratórias profissionais. Por exemplo, o sistema de classificação das radiografias torácicas da Organização Internacional do Trabalho (OIT) para a pneumoconiose baseia-se na natureza e na dimensão das opacidades observadas e na extensão do envolvimento do parênquima pulmonar. É útil para o rastreio de um grande número de trabalhadores, mas pode subestimar ou sobrestimar o impacto da pneumoconiose. Outros instrumentos de diagnóstico de importância na doença pulmonar profissional podem incluir testes cutâneos e serológicos, testes de provocação por inalação, lavagem nasal e broncoscopia.

2.6.2.4 CAPACIDADE DE DIFUSÃO DO MONÓXIDO DE CARBONO

O teste da capacidade de difusão do monóxido de carbono do pulmão (DLCO) é um dos testes de maior valor clínico para a função pulmonar depois da espirometria. No entanto, exige muito capital. Mede a capacidade dos pulmões para transferir gás do ar inalado para os glóbulos vermelhos nos capilares pulmonares. Os doentes com obstrução das vias respiratórias devido a bronquite crónica e asma têm uma DLCO normal, ao passo que no enfisema, na doença pulmonar intersticial e na doença vascular pulmonar, a DLCO está reduzida.

CAPÍTULO TRÊS

3.1 MATERIAL E MÉTODOS

3.1 CONCEPÇÃO DO ESTUDO:

Trata-se de um estudo transversal com o objetivo de determinar os sintomas respiratórios e a função ventilatória entre os trabalhadores das serrações na metrópole de Jos, no Estado de Plateau.

3.2 LOCAL DE ESTUDO:

O estudo foi efectuado em Jos, a capital do estado de Plateau. Jos tem uma área de cerca de 1.695 quilómetros quadrados e situa-se a cerca de 1250 metros acima do nível do mar, entre a longitude $8^0 53^/$ e a latitude $9^0 56^/$. Tem uma população de cerca de meio milhão de pessoas, segundo o recenseamento de 2006 (496.409).[67,68]

Situada nas terras altas do Planalto, a cidade goza de um clima que a tornou uma cidade de férias. A maioria dos seus habitantes inclui os indígenas do Estado de Plateau e vários grupos étnicos de diversas partes da Nigéria e minorias de expatriados.[67] A maioria das pessoas que vivem em Jos são funcionários públicos, homens de negócios, turistas, estudantes, artesãos e agricultores.[68]

3.3 POPULAÇÃO ESTUDADA

Existem quatro grandes armazéns de madeira situados na cidade, um no mercado de Laronto, ao longo da estrada de Zaria, outro no caminho de Murtala Mohammed, ao longo da estrada de Kirkasama, e os outros dois na zona de Bukuru, um no mercado de materiais de construção e o outro no mercado de Bukuru. Há também várias lojas de carpintaria espalhadas por várias ruas da cidade, onde se trabalha diariamente com mobiliário de madeira. Estes trabalhadores da madeira organizaram sindicatos com lideranças, onde se reúnem e discutem sobre novas técnicas, preços e segurança dos seus empregos.

A recolha de dados foi efectuada durante o dia, das 8.00 às 16.00 horas.

Foram visitados os quatro principais armazéns de madeira na metrópole de Jos e identificadas as populações em estudo. Foi obtido o consentimento verbal e escrito dos seus líderes e de todos os que concordaram em participar.

3.3.1 OBJECTOS DE ESTUDO

Os sujeitos do estudo foram selecionados a partir da população através do método de amostragem aleatória simples (técnica de lotaria), utilizando uma tabela de números aleatórios em que foram atribuídos números a cada um dos sujeitos e os números foram escolhidos ao acaso. Foram recrutados cerca de 200 indivíduos para o estudo, tendo sido selecionados 25% dos indivíduos de cada sector madeireiro, independentemente da sua secção de trabalho, uma vez que todos os sectores madeireiros têm a mesma dimensão e uma densidade populacional de trabalhadores aproximadamente igual.

3.3.2 INDIVÍDUOS DE CONTROLO

O grupo de controlo era constituído por pessoal do Hospital Universitário de Jos que não tinha antecedentes de exposição prolongada a um ambiente poeirento, como cimento, farinha, minas de estanho, pedreiras ou trabalho em descaroçadores de algodão, e que não tinha qualquer doença crónica do peito, cirurgia torácica ou deformações da parede torácica, como pectus excavatum, pectus carinatum, escoliose, etc. Foram também selecionados de acordo com a idade, altura e peso. Foram selecionados pelos mesmos meios que os sujeitos do estudo.

3.4 TAMANHO DA AMOSTRA:

Não existe nenhum estudo disponível que tenha documentado a prevalência de sintomas respiratórios em pessoas expostas ao pó de madeira no estado de Plateau. Investigadores anteriores que efectuaram estudos semelhantes utilizaram tamanhos de amostra que variaram entre 59, 75 e 160 indivíduos e a prevalência mínima foi de 0,15%. [14, 15]

A dimensão mínima da amostra para este estudo foi calculada através da seguinte fórmula [69]

$N = Z^2 PQ / d^2$

N = Mínimo tamanho da amostra

Z = uma constante que é 1,96 com um intervalo de confiança de 95%

P = Prevalência estimada que é de 0,15%

Q= 1 - p

D = precisão absoluta, que é de 0,05

N = $(1.96)^2$ X 0,15 X 0,85/0,0025=195

Para efeitos do presente estudo, foi escolhido um número redondo de 200, tendo sido utilizada uma percentagem de 25% (50) do número total como percentagem de atrito para cobrir os casos de não comparência e de exclusão.

3.5 CONSENTIMENTO DO ESTUDO

A autorização para o estudo foi obtida do comité de ética do Jos University Teaching Hospital, Jos, Nigéria. Foi obtido um consentimento informado (Anexo A) assinado ou impresso com o polegar dos trabalhadores da serração e dos controlos. Todos os participantes foram informados do seu direito de se retirarem do estudo em qualquer altura, se assim o desejassem.

3.6 CRITÉRIOS DE INCLUSÃO

1. Trabalhadores das serrações e do mobiliário que consentiram no estudo.
2. Deve ter trabalhado na serração na indústria de Jos durante pelo menos seis meses.
3. Não deve ter qualquer outra exposição a outras poeiras, como as do cimento, da farinha ou da pedreira.
4. Ter mais de 18 anos de idade.
5. Não deve ser fumador.

3.7 CRITÉRIOS DE EXCLUSÃO

1. Todas as pessoas com provas documentadas de doença torácica crónica anterior

ao emprego.

2. Todos aqueles que não estão diretamente envolvidos em nenhum dos processos de trabalho da madeira elaborados no debate.

3. Todos os indivíduos com historial de exposição prolongada a substâncias conhecidas por induzirem hiper-responsividade brônquica, por exemplo, pó de pavimento, pó de cimento, etc.

4. Indivíduos que não conseguem ou não querem realizar corretamente a prova de função pulmonar.

5. Indivíduos com cirurgia torácica ou abdominal recente, pelo menos 6 meses antes do estudo.

6. Os indivíduos com doença pulmonar crónica relacionada com o cigarro foram excluídos deste estudo.

3.8 CONTROLOS:

O pessoal do Hospital Universitário de Jos foi utilizado para o estudo, tendo a elegibilidade sido determinada pela exclusão das pessoas com antecedentes de infecções torácicas repetidas. Por exemplo, uma doença pulmonar crónica diagnosticada, doenças torácicas relacionadas com o tabagismo ou pessoas que tenham trabalhado anteriormente numa indústria mineira nos últimos 20 anos, bem como pessoas com exposição crónica a ambientes poeirentos como a farinha, o cimento e o caulino, também foram excluídas. 200 dos funcionários consentiram no estudo.

3.9 RECOLHA DE DADOS

Foi recolhido do participante um historial de exposição profissional ao pó de serra e de sintomas respiratórios anteriores ao emprego, foi efectuado um exame físico e foram obtidos dados antropométricos. O peso (kg) e a altura em pé (em metros) foram medidos com um estadiómetro.[74] Foi pedido a todos os participantes que retirassem os sapatos e as roupas pesadas, de modo a que apenas fossem utilizadas roupas leves e largas para medir o peso.

3.10 QUESTIONÁRIO

Neste estudo, foi utilizado um questionário modificado do British Medical Research Council (MRC), tal como adotado por Femi-Pearse *et al*[70] num estudo nigeriano, que também é utilizado pela American thoracic society. Os resultados foram expressos em percentagem dos valores normais previstos para os homens nigerianos. Os valores previstos para as mulheres são sempre inferiores aos dos homens em todas as idades da vida[71,72].

Os valores de FEV1 e FVC foram também expressos como percentagens dos valores previstos para adultos nigerianos utilizando uma equação de regressão de Anyanwu CH e Umeh BU, [72,]

Com base neste questionário, a presença ou ausência de qualquer sintoma basear-se-á nas seguintes definições, adaptadas por Femi- Pearse.[70]

i. Diz-se que a tosse e a expetoração estão presentes quando os indivíduos apresentam os sintomas durante ou após o trabalho.

ii. A bronquite é definida como a presença de expetoração com ou sem tosse na maioria dos dias do mês durante três meses consecutivos do ano, durante pelo menos dois anos consecutivos.

iii. A falta de ar é definida como a falta de ar quando se caminha com outras pessoas da mesma idade em terreno plano ou numa pequena subida.

iv. O aperto no peito é definido como uma sensação de aperto no peito/dificuldade em respirar nos primeiros dias de regresso ao trabalho em mais de 50% das ocasiões e/ou noutros dias também.

v. O chiado é definido como a capacidade do indivíduo ou de outras pessoas próximas ouvirem um som de assobio quando o indivíduo está a respirar.

vi. Um não fumador é uma pessoa que fumava regularmente, mas que, entretanto, deixou de fumar durante, pelo menos, um mês antes do inquérito.

vii. Um fumador atual é aquele que ainda fuma, tal como definido no momento do inquérito.

viii. Os anos de consumo são calculados como o número de cigarros fumados por dia dividido por 20 e multiplicado pelos anos de consumo.

ix. Para incluir outros tipos de tabaco, um cigarro é definido como equivalente a 1,25 g de tabaco para cachimbo.

x. Diz-se que a rinite é diagnosticada se o indivíduo responder "sim" a pelo menos dois sintomas nasais (rinorreia, prurido nasal, congestão nasal ou espirros) pelo menos 2 dias por semana.[73]

xi. A atopia é diagnosticada se a pessoa tiver, atualmente ou no passado, uma ou mais das seguintes perturbações, de acordo com o questionário dermatite atópica, asma ou rinite perene

Foram também colocadas questões adicionais sobre asma alérgica, história familiar de alergia, rinite, conjuntivite, hábitos tabágicos e profissão. Parte do questionário abordará a descrição do emprego atual, a duração e a localização, bem como uma história pormenorizada do emprego anterior.

3.11 TESTES DE FUNÇÃO PULMONAR

A avaliação da função pulmonar foi efectuada através de um medidor de pico de fluxo de Wright. Para a realização da prova de função pulmonar foi utilizado um espirómetro computorizado (Vitalography - Alpha spirometer 1994 model) (anexo c). As manobras de medida foram realizadas após inspiração completa com esforço expiratório máximo na peça bucal do instrumento, sem hesitação, tosse ou fechamento glótico durante o procedimento e sem obstrução da peça bucal. A metodologia foi consistente com os padrões da administração de segurança e saúde ocupacional[74,].

Todos os testes de função pulmonar foram realizados num horário fixo do dia (9h - 14h) para minimizar quaisquer variações diurnas.[71]

A espirometria foi efectuada com os indivíduos de pé, relaxados, com a cabeça na posição horizontal de Frankfort e apenas com vestuário ligeiro, após uma sessão de instrução inicial. Foi pedido aos indivíduos que efectuassem manobras expiratórias forçadas desde a capacidade pulmonar total até ao volume residual para obter a medição da VFC e do VEF1. O melhor VEF1 e a melhor CVF foram obtidos a partir de três manobras expiratórias forçadas tecnicamente satisfatórias, em que os dois melhores registos se encontravam a uma distância de 5% um do outro. Para o VEF1, a CVF e o PFE, o valor mais elevado obtido após algumas tentativas de treino foi registado para análise.

3.12 MEDIÇÃO DE POEIRAS

A concentração de poeiras na fábrica foi medida através de uma avaliação subjectiva do grau de poeira do ambiente, numa escala de 0-3, e da concentração média de poeiras através de um amostrador de poeiras (apêndice c). Este consiste num suporte de filtro de sete orifícios que contém filtros de politetrafluoroetileno (PTFE) pré-pesados (1,2 μm de diâmetro, 25 mm de diâmetro, santorious instrument ltd, GB-Belmont, inquérito). O coletor de poeiras é pendurado na posição em que os trabalhadores da serração normalmente se encontram durante o trabalho, a cerca de 5 m de altura.[71]
Após a amostragem, os filtros são retirados e imediatamente pesados numa balança santorious R180D (apêndice c), de modo a que a concentração total de poeiras possa ser calculada pela diferença entre o peso do filtro antes e depois do início do trabalho na serração. Isto também foi confirmado pela avaliação subjectiva do grau de poeira da serração em comparação com o ambiente circundante.

3.13 ANÁLISE DE DADOS

Toda a avaliação estatística foi efectuada com o software estatístico SPSS versão 2006. As variáveis contínuas que apresentavam uma distribuição normal ou razoavelmente normal foram expressas como médias (desvio-padrão). Estas incluíam variáveis como a idade, a altura, o peso e os parâmetros de função pulmonar FEV1, FVC% e PEFR, mas quando os dados contínuos apresentavam distorções, os valores medianos também foram indicados.

O teste do qui-quadrado também foi utilizado para determinar a significância da associação entre as variáveis, quando apropriado. No caso de as frequências esperadas serem inferiores a 5, as comparações de proporções foram efectuadas utilizando o teste exato de Fisher. A regressão logística linear múltipla foi utilizada para descrever o menor efeito da exposição cumulativa na função pulmonar (ou sintomas), corrigindo assim a idade e a duração do emprego. Para padronizar qualquer diferença de idade e altura entre os indivíduos dos grupos de estudo e de controlo, os valores observados da função pulmonar (FEV1 e FVC) foram também expressos como percentagem do normal previsto. Isto foi feito utilizando equações de regressão de idade e altura desenvolvidas para homens nigerianos normais por Anyanwu CH e Umeh BU [72]. A avaliação do padrão de anomalia da função pulmonar baseou-se no rácio ventilatório e na declaração da sociedade torácica americana sobre testes de função pulmonar [76]. Qualquer valor observado inferior a 80% do valor previsto foi considerado anormal e também qualquer valor de VEF1/CVF inferior a 70% foi considerado anormal. Os indivíduos cujos rácios ventilatórios (FEV1/FVC) eram inferiores a 70% foram classificados como tendo um padrão obstrutivo de doença pulmonar. Aqueles cuja capacidade vital (CV) estava reduzida, como sugerido pelo valor observado da CVF inferior a 80% do previsto, e aqueles cujo rácio ventilatório era normal ou elevado (VEF1/CVF %> 70%) foram categorizados como tendo um defeito ventilatório restritivo.[74] A significância estatística foi fixada em $P<0,05$ para todos os valores da distribuição do teste t e do teste X^2. O teste t de Student foi utilizado para comparar as médias dos grupos.

CAPÍTULO QUATRO

3.2 RESULTADOS

4.1 QUALIDADE DOS DADOS

Foram inscritos duzentos e cinquenta trabalhadores de serrações e 200 indivíduos de controlo. A participação foi de 100%, tanto dos sujeitos do estudo como do controlo.

4.2 CARACTERÍSTICAS DEMOGRÁFICAS DOS SUJEITOS

As caraterísticas demográficas dos indivíduos do estudo e dos controlos são apresentadas na tabela 1. A idade média (DP) dos indivíduos do estudo e do controlo foi de 31,82 ± 15,21 e 32,05 ± 16,603, respetivamente (p = 0,8852), sem diferença estatística entre eles. A altura média (DP) dos indivíduos do estudo e do controlo foi de 165,78 ± 6,96 e 166,26 ± 7,020, respetivamente. Não se registou qualquer diferença estatística (p= 0,4927). O peso médio (DP) dos indivíduos do estudo foi de 62,64 ± 8,62 e o dos indivíduos do controlo foi de 67,64 ± 8,619. Também não houve diferença estatística entre eles (p= 0,3995). A idade, a altura e o peso apresentavam uma distribuição normal.

A duração média (DP) do emprego dos indivíduos foi de 7,22 ± 7,03 anos, com uma mediana de 5 anos e uma variação de 0,5 a 33 anos (tabela I).

A zona de elevada poeira de fresagem e lixagem tem uma concentração de poeira que varia entre 4,4-22,4mg/m^3.

Tabela I - Caraterísticas demográficas da população estudada (média ± DP)

	Sujeitos do estudo (n=200)	Controlo do estudo (n=200)	Valor *P*
Idade média (anos)	31.82 ± 15.21	32.05±16.603	0.8852
Altura (m)	1.6578 ± 0.0696	1.6626±0.07020	0.4927
Peso (Kg)	62.64 ± 8.62	67.64±8.619	0.3995
IMC	22.79 ± 1.09	24.47± 1.24	
Duração do trabalho	7.22 ± 7.03	7.18 ± 7.07	0.8613

4.2.1 Distribuição etária dos indivíduos e do controlo

A distribuição etária dos indivíduos do estudo e do controlo é apresentada no quadro II. Trinta e oito por cento dos trabalhadores das serrações e 42% dos controlos tinham menos de vinte e cinco anos de idade. A faixa etária modal dos indivíduos do estudo e do controlo era de 25 a 34 anos. Os indivíduos e os controlos apresentaram uma distribuição semelhante entre os diferentes grupos etários.

Quadro II - Distribuição etária dos trabalhadores das serrações e dos controlos

Grupos etários (anos)	Indivíduos do estudo *n* (%)	Controlos do estudo *N* (%)	Valor *P*
<25	76 (38.0)	86 (42.0)	0.475
25-34	69 (34.5)	54 (27.0)	0.129
35-44	13 (6.5)	15 (7.5)	0.845
45-54	16 (8.0)	19 (9.5)	0.723
55-64	14 (7.0)	14 (7.0)	1.000
>65	12 (6.0)	12 (6.0)	1.000

4.3 PREVALÊNCIA DE SINTOMAS RESPIRATÓRIOS

4.3.1 Frequência dos sintomas respiratórios nos indivíduos do estudo e de controlo

Figura 1. A frequência dos sintomas respiratórios entre os trabalhadores das serrações versus o controlo é apresentada na fig.1.

A sensação de aperto no peito teve a maior frequência de 80% v 0,5%%, a frequência de produção de expetoração foi de 75% v 0,5%, tosse 50% v 1%, espirros 40% v 2%, falta de ar 30% v 0%, alergia 28% v 1,5% e pieira 22% v 0%.

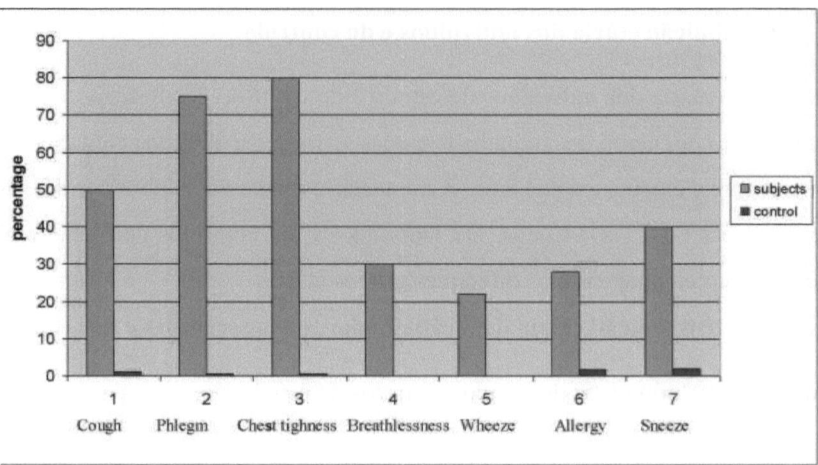

Fig. 1. Frequência dos sintomas respiratórios nos indivíduos do estudo e no controlo

4.3.3. FREQUÊNCIA DOS SINTOMAS EM FUNÇÃO DA SECÇÃO DE TRABALHO

Neste estudo, foram consideradas três categorias de ambiente de trabalho. Estas incluíam os trabalhadores da secção de fresagem, da secção de carpintaria e da secção de venda de madeiras. A seleção baseou-se na distribuição percentual destes trabalhadores em várias indústrias de transformação de madeira.

Os quadros V e VI apresentam a frequência dos sintomas nas diferentes categorias

TABLE III. FREQUÊNCIA DE SINTOMAS RELACIONADOS COM O TRABALHO NOS SUJEITOS DO ESTUDO

SINTOMA	TRITURAÇÃO (n=146)	CARPENTARIA (n=47)	VENDA DE MADEIRA (n=7)
Tosse	69	31	1
Fleuma	120	26	3
Aperto no peito	115	39	5
Falta de ar	29	27	3
Chiado	30	15	2
Alergia	47	2	1
Espirrar	62	7	4

TABLE IV. FREQUÊNCIA DOS SINTOMAS RESPIRATÓRIOS NA MADEIRA

TRABALHADORES POR NATUREZA DO TRABALHO

NATUREZA DO TRABALHO	NÚMERO DE TRABALHADORES	NÚMERO COM SINTOMAS
Fresagem	146 (73 %)	92%
Carpintaria	47 (24 %)	100%
Venda de madeira	7 (4 %)	71%

4.4 TESTES DE FUNÇÃO PULMONAR

4.4.1 Índices ventilatórios médios dos indivíduos e do controlo

Os índices ventilatórios médios são apresentados na Tabela V.

Tabela V- Valores médios da função pulmonar em indivíduos expostos em comparação com

Valores de controlo

Função pulmonar	Temas Exposto	Controlo	Valor *P*
FEVi	2.79 ± 0.79	2.84 ± 0.49	0.4473
FVC	3.45 ± 0.54	3.89 ± 0.51	0.0001*
FEV1/FVC	71.76 ± 15.69	82.1 ± 3.5	0.0001*
PEFR	522.93 ± 110.81	552.0 ± 51.0	0.0008*

NB- * estatisticamente significativo

Esta tabela mostra que os indivíduos do grupo de controlo tinham uma prova de função pulmonar aproximadamente normal, enquanto que os indivíduos do estudo tinham uma prova de função pulmonar anormal.

Tabela VI - Valores médios da função pulmonar nos indivíduos expostos comparados com os valores previstos

Temas Função pulmonar	Exposto	Previsto	Valor *P*
FEVi	2.79± 0.79	3.30 ± 0.43	0.432
FVC	3.89 ± 0.54	3.62 ± 0.43	0.001*
FEV1/FVC	71.76 ± 15.69	92.25 ± 3.69	0.000*
PEFR	522.93±110.81	548.12 ± 35.92	0.128

NB- * Estatisticamente significativo.

A relação entre o FEV1 e a idade nos indivíduos do estudo e do controlo é apresentada num gráfico disperso na figura II. Verificou-se uma queda no FEV1 com o avançar da idade nos indivíduos em comparação com o controlo.

A Figura III mostra igualmente um declínio da CVF com a idade nos indivíduos do estudo em comparação com os indivíduos do controlo.

A Figura IV mostra o declínio da PEFR com a idade nos indivíduos do estudo e nos indivíduos do controlo.

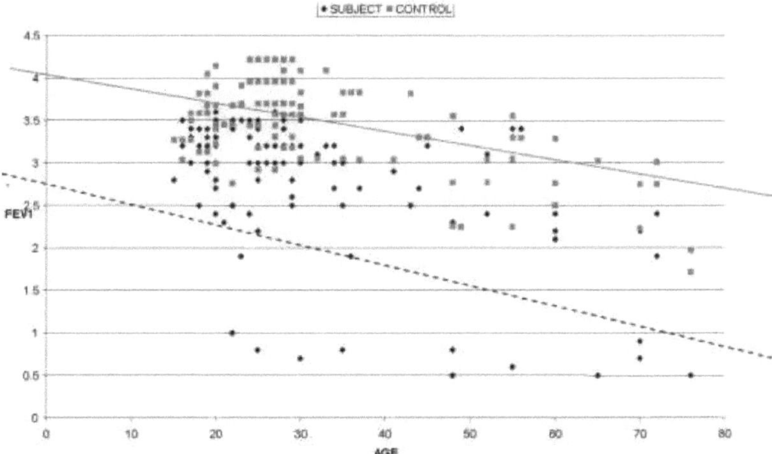

Figura 2. Relação do VEF$_1$ com a idade nos indivíduos do estudo e do controlo

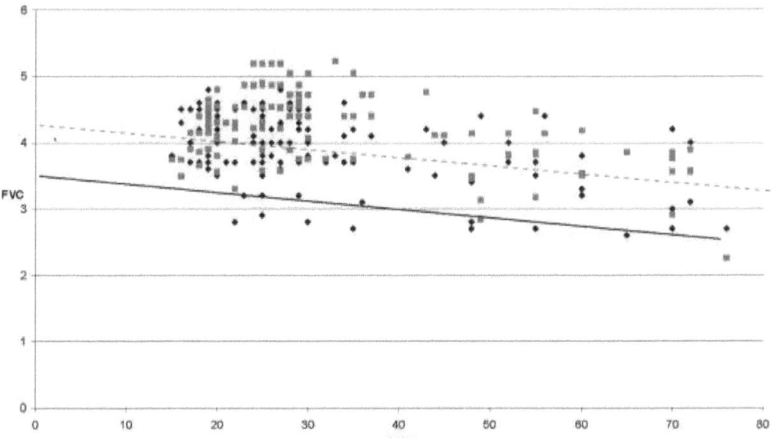

Figura 3. Relação da CVF com a idade nos indivíduos do estudo e do controlo

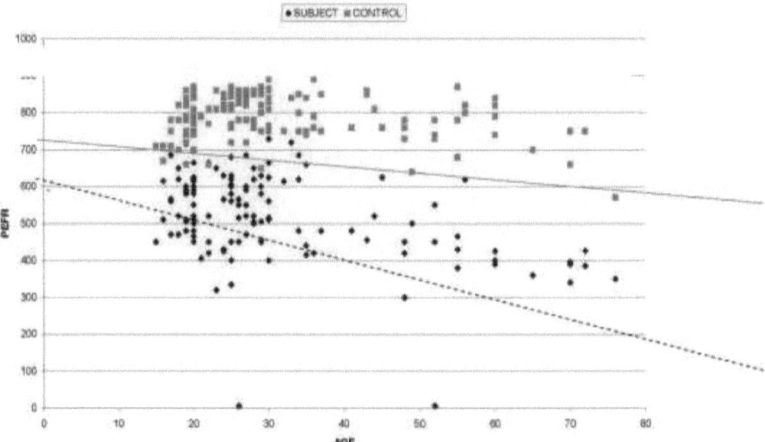

Figura 4. Relação da PFE com a idade nos indivíduos do estudo e do controlo

4.4.2 Padrão do defeito ventilatório nos indivíduos e no controlo

Foi encontrado um padrão obstrutivo da função pulmonar (FEV1% <70%) em 69 (35%) dos indivíduos estudados, em comparação com 1% nos indivíduos de controlo. 5% dos indivíduos apresentavam um padrão restritivo em comparação com nenhum dos indivíduos do grupo de controlo

Nove (5%) dos indivíduos do estudo apresentavam um padrão restritivo, em comparação com nenhum dos indivíduos do grupo de controlo, com base nos critérios de valores de CVF inferiores a 80% dos valores previstos para nigerianos da mesma idade e sexo, VEF1 $\leq$ 70% e VEF1/CVF > 80%, o que sugere um padrão restritivo de defeito da função pulmonar. Nenhum membro do grupo de controlo apresentava um padrão restritivo de defeito da função pulmonar, ver tabela VII abaixo.

Tabela VII. Padrão de perturbação da ventilação nos indivíduos do estudo e dos controlos

Defeito de ventilação	Estudo Temas	Sujeitos de controlo
Obstrutivo	69 (35%)	1(<1%)
Restritivo	9(5%)	0

4.5 . MEDIÇÃO DE POEIRAS AMBIENTAIS

Os níveis de poeiras medidos nas várias sombras de madeira, utilizando um dispositivo normalizado de medição de poeiras (apêndice c), variaram entre um mínimo de 4,4, 4,8, 6,2 e 5,0 mg/m^3 durante os períodos de repouso e um máximo de 18,5, 20,6, 22,5 e 22,4 mg/m^3 durante o período de actividades.

O nível de poeiras no ambiente hospitalar era de 0,02mg/m^3.

CAPÍTULO CINCO

5.1 DISCUSSÃO, CONCLUSÃO E RECOMENDAÇÕES

5.2 DISCUSSÃO

A exposição a poeiras orgânicas e inorgânicas tem sido associada a um impacto negativo no sistema respiratório. O efeito da exposição a poeiras de madeira por trabalhadores de serrações foi considerado neste estudo.

5.2.1 SINTOMAS RESPIRATÓRIOS

Este estudo mostra uma elevada prevalência de sintomas respiratórios entre os trabalhadores da madeira. A prevalência de sintomas respiratórios nos indivíduos foi de 93%. Esta conclusão é esperada devido ao elevado nível de partículas de poeira geradas nas indústrias de serração, devido ao facto de estas indústrias serem abertas e de nenhum dos indivíduos estudados usar máscara facial.[14]

O aumento da prevalência dos sintomas com o aumento do grau de exposição apoia fortemente uma relação causal, a explicação mais provável pode ser a inflamação crónica resultante da exposição contínua ao pó de madeira.[79]

É pouco provável que a idade seja um fator, uma vez que não existe uma diferença significativa entre as idades médias dos grupos de trabalho. Este facto é semelhante à observação feita num estudo semelhante entre os trabalhadores da madeira e do mobiliário em Zaria, na Nigéria.[80]

A maioria dos estudos efectuados neste país também relatou uma taxa de prevalência semelhante, apesar de a taxa e a frequência de tosse, aperto no peito, pieira, alergia e espirros variarem de local para local.[1] Foram relatados resultados semelhantes entre trabalhadores de serrações em Ibadan, na Nigéria.[9]

Alguns estudos mostraram uma prevalência de sintomas mais elevada do que a deste estudo.[14] A prevalência de sintomas respiratórios entre os indivíduos deste estudo foi a seguinte: aperto no peito com a frequência mais elevada de 80%, produção de expetoração de 75%, tosse de 50%, espirros de 40%, falta de ar de 30%, alergia de 28% e pieira de 22%. Esta conclusão é semelhante à de Shamssain MH *et al.*[49] que encontraram uma prevalência semelhante de sintomas respiratórios entre 145 trabalhadores de mobiliário não fumadores em comparação com trabalhadores não fumadores de uma empresa de engarrafamento sem exposição a poeiras de madeira num estudo sul-africano. O seu estudo mostrou que a tosse ocorreu em (41% versus 24%), catarro (4,1% versus 11%), dispneia (19% versus 6%), pieira (13% versus 5%) e espirros e congestão nasal (50% versus 19%).

Neste estudo, cerca de 35% dos indivíduos tinham algum grau de obstrução das vias aéreas e 5% apresentavam um defeito restritivo. Isto também é semelhante a um estudo realizado em Ibadan, na Nigéria.[9] No entanto, Okwari *et al.*[81] encontraram uma maior prevalência de padrão restritivo do que o componente obstrutivo, o que se diz estar relacionado com a duração e a dose de exposição a partículas de pó de madeira. Verificou-se também uma correlação positiva com o tempo de serviço na indústria da serração, devido à exposição prolongada e repetida ao pó da madeira.

Os resultados deste estudo também mostraram que os sintomas respiratórios são comuns durante as horas de trabalho entre os serradores, cerca de 73 (92%) dos 101 indivíduos do estudo com sintomas respiratórios tinham sintomas durante as horas de trabalho. Isto é semelhante ao estudo sobre o efeito da exposição ao pó de serra efectuado por Holness *et al.*[79] que mostrou um aumento dos sintomas durante o período do turno de trabalho. Foi feita uma observação semelhante no estudo de Ibadan.[9]

Neste estudo, 81,2% dos trabalhadores da madeira apresentavam sintomas sugestivos de bronquite crónica. Um estudo semelhante foi relatado pelo American College of Chest Physicians [81-84]. **5.1.2 Sintomas respiratórios com base na secção de trabalho**

Os sintomas respiratórios baseados na categoria de trabalho mostraram que a prevalência de sintomas era maior na secção de fresagem e carpintaria do que na secção de venda de madeira. Isto deve-se provavelmente ao facto de o nível de poeira gerado nesta secção ser menor do que nas outras áreas consideradas. Havia 146 trabalhadores da madeira na secção de fresagem, 92% dos quais apresentavam um ou mais sintomas respiratórios, 47 trabalham na secção de carpintaria e todos eles apresentavam um ou mais sintomas respiratórios, enquanto os que trabalham na secção de venda de madeira

A secção era constituída por 7 dos indivíduos do estudo, 71% dos quais apresentavam sintomas respiratórios.

Foi observado um padrão semelhante de sintomas respiratórios num estudo com trabalhadores de uma fábrica de mobiliário em Kaduna[80], em que os que estavam em contacto com mais poeiras, como os locais de moagem e as unidades de montagem, apresentavam mais sintomas do que os que estavam na sala de pulverização e nos locais de administração. [80]

Do mesmo modo, num estudo com 48 trabalhadores de fábricas de mobiliário na região de Lublin, no leste da Polónia, verificou-se que os sintomas respiratórios e o declínio da função ventilatória eram mais notados entre os trabalhadores das unidades de processamento inicial e de cartão do que entre os da unidade de envernizamento. [85]

Neste estudo, os trabalhadores da secção de carpintaria apresentaram uma maior percentagem de sintomas (100%) em comparação com os da secção de serração (92%) e dos locais de venda de madeira (4%). Isto pode ser explicado pelo facto de as pessoas que trabalham na secção de carpintaria terem uma duração mais prolongada e uma maior proximidade do contacto com o pó da madeira, em comparação com os outros locais.

5.3 TESTES DE FUNÇÃO PULMONAR

Neste estudo, os indivíduos do estudo tinham taxas médias de pico de fluxo expiratório (PEFR), volume expiratório forçado num segundo (FEV1) e capacidade vital forçada (FVC) significativamente mais baixas do que os indivíduos de controlo. A diferença entre as funções ventilatórias dos indivíduos expostos e os valores previstos para os homens nigerianos, tal como proposto por Anyanwu CH *et al.*[72] , mostra um aumento dos valores da CVF e da PEFR nos indivíduos em comparação com o valor previsto. Este facto é apresentado na tabela VI.

A diminuição dos parâmetros da função pulmonar após a exposição ao pó de madeira também foi descrita dentro e fora da Nigéria.[8, 9 14.] Neste estudo, a média calculada de FEV1, FVC, PEFR e rácio ventilatório (FEV1/FVC), embora mais baixa entre os trabalhadores da serração do que nos controlos, o rácio FVC e FEV1/FVC foi mais baixo entre os controlos do que entre os sujeitos do estudo e é estatisticamente significativo, como se mostra na tabela V. Isso é semelhante aos achados de estudos anteriores feitos em zonas de altitude elevada[86, 87].

Apesar do declínio dos parâmetros da função ventilatória, dos trabalhadores das serrações quando comparados com os controlos, este estudo também confirmou que a CVF e a PFE foram superiores aos valores previstos.

Num estudo entre residentes de altitude de ascendência europeia, verificou-se que os residentes de La Paz, na Bolívia (altitude média de 3.600 m acima do nível do mar) tinham um VEF1 e uma CVF significativamente mais elevados do que os residentes das terras baixas. Este facto foi atribuído ao aumento dos volumes pulmonares dos residentes de La Paz.[86]

Um aumento do volume pulmonar foi reconhecido como um mecanismo adaptativo para as pessoas que permanecem em altitudes elevadas para compensar a queda da tensão de oxigénio com o aumento da altura.[87]

Jos, a uma altitude de 1.250 m acima do nível do mar, é uma das partes mais altas da Nigéria. [72] A ausência de uma variável para a altitude na equação preditiva para índices pulmonares normais limita a utilidade destas equações entre os habitantes de altitudes elevadas, particularmente na definição do padrão restritivo de doença pulmonar, e também as tendências seculares e as mudanças geracionais podem ter influenciado os volumes pulmonares aumentados observados neste estudo. A prevalência de padrão restritivo de doença pulmonar foi de 5%. Este valor é inferior à prevalência de cerca de 30% registada na Europa, o que pode dever-se à limitação da equação preditiva utilizada para o nigeriano normal.[86]

Também se verificou um declínio nos parâmetros ventilatórios durante o período de maior atividade em comparação com o período de menor atividade, o que também foi demonstrado por um estudo que mostrou alterações na função ventilatória ao longo do turno de trabalho, com um declínio no FEV1 durante o trabalho em comparação com o período de folga. [88]

O comprometimento da função ventilatória parece piorar com o aumento do grau de exposição e, em certa medida, com a duração da exposição ao pó de madeira. Esta conclusão é semelhante à dos estudos de IB Bosan *et al.*[80] e Okwari *et a.l*[81]

5.4 CONCLUSÕES

Este estudo pôs em evidência as seguintes questões.

1. O estudo mostra que os trabalhadores da madeira estavam expostos a níveis elevados de poeiras e apresentavam uma elevada prevalência de sintomas respiratórios.
2. Mostra que os trabalhadores da madeira tinham um FEV1, FEV1/FVC e PEFR significativamente mais baixos do que os indivíduos de controlo.
3. Os sintomas respiratórios diferem em frequência de uma secção de trabalho em madeira para outra.
4. Foi também demonstrado que um padrão obstrutivo de doença pulmonar é mais prevalente nos trabalhadores da madeira do que nos indivíduos de controlo.
5. Este estudo também mostra que os homens residentes na comunidade de Jos têm volumes pulmonares mais elevados do que os volumes previstos para a média dos homens nigerianos.

5.5 LIMITAÇÕES DO ESTUDO

Registou-se uma exposição acentuada a mais do que uma espécie de madeira e a poeiras de tábuas de madeira. Este facto pode dificultar a obtenção de dados valiosos sobre a exposição a diferentes espécies de madeira, devido à impossibilidade de analisar as poeiras de madeira para determinar a sua composição real.

Teria sido desejável a utilização de contadores de poeiras individuais para medir a exposição a poeiras de indivíduos individuais ao longo de um período de tempo; no entanto, não estavam disponíveis instalações para tal.

5.6 RECOMENDAÇÕES

Com base nas conclusões deste estudo, gostaria de fazer as seguintes recomendações:

1. Redução da quantidade de poeiras de madeira inaladas. Isto reduzirá os efeitos adversos da exposição ao pó de madeira. Isto pode ser conseguido através da utilização de dispositivos de proteção como a máscara facial.
2. A atual equação preditiva dos volumes pulmonares poderá ter de ser revista para incluir uma variável relativa à altitude, de modo a torná-la mais útil em regiões de elevada altitude.
3. Reestruturação das serrações para resolver o problema da ventilação e da limpeza e eliminação adequadas das partículas de poeira nas serrações.

REFERÊNCIAS

1. Vedal S, Chug A. Symptoms and pulmonary function in western Red Cedar workers related to work duration and dust exposure (Sintomas e função pulmonar em trabalhadores de cedro vermelho ocidental relacionados com a duração do trabalho e a exposição a poeiras) *Arch. Environ. Health*, 1998; 52: 368-376.

2. Brain JD: O trato respiratório e o ambiente *Environ. Health perspect.* 1977; 20: 113 - 126

3. Scott LN Doença profissional *N Eng J med 1995;* 333: 128-134

4. Beradino Ramazzini. Doença dos trabalhadores: O texto latino de 1714 University of Chicago press. Chicago, 1940 15th edition 4;58 - 60

5. Greaves IA. Silicose não tão simples: Um caso de ação de saúde pública. Commentary: *Am J of Ind Med* 2000; 37: 245 - 251

6. Pelly TL. A máquina misteriosa de John Hutchison revisitada. *Chest* 2002; 121: 219 -223

7. Ijadunola KT, Erhabor GE, Onayade AA Ijadunola MT, Fatusi A.O, Asuzu MC. Pulmonary function of wheat flour mill workers and controls in Ibadan, Nigeria. *Am J Ind Med* 2005; 48: 308 - 317.

8. Erhabor GE, Fatusi S, Obembe OB. Funções pulmonares em soldadores de arco em Ile-Ife, Nigéria. *East Afri Med J.* 2001; 78 (9): 461 - 464

9. Ige OM, Onadeko O B. Sintomas respiratórios e funções de ventilação dos serradores em Ibadan, Nigéria. *Afr J Med Sci.* 2000; 29 (2) 101-104.

10. Ogakwu M A B. Estudo piloto sobre a saúde dos mineiros de carvão de Enugu. *Niger Med J* 1973; 3 (2): 97 -99.

11. Onadeko BO, Falase AO, Ayeni O. Pulmonary function studies in Nigerian sportsmen *Afr J Med Sci* 1976; 5: 291 -295.

12. Ezonu FC, Ezejiofor TIN. Riscos de saúde ocupacional nos trabalhadores da indústria de cimento nigeriana, consciencialização e perceção. *J Occup Med* .1999:228;275-278.

13. Oleru U.G Função pulmonar e sintomas de trabalhadores da Nigéria expostos a poeiras de cimento. *Environ Resp* 1984; 33: 379-380

14. Fatusi A, Erhabor G. Occupational health status of saw mill workers in Nigeria (Estado de saúde ocupacional dos trabalhadores das serrações na Nigéria). *J R Soc Health* 1996; 116 (4): 232 - 236.

15. Jinadu MK, *et al* Função respiratória em trabalhadores de mobiliário de madeira na Nigéria *West Afri Med J.* 1988; 7(2): 104 - 107.

16. Morgan WKC. Industrial bronchitis *Br J Ind Med* 1978; 35: 285 - 329.

17. Chan - Yeung, Malo JI. Asma Ocupacional *N Engl J Med* 1995; 333: 107 - 112.

18. Haden-Guest, J K Wright, E M Teclaff *et al.* A world geography of forest resources. *Am J Geog Soc* 1975; 33: 35-40.

19. Fengel D, Wagner G. Wood chemistry, ultra structure, reactions, 2nd Ed, Walter de Gruyter, Berlin, 1989. 5th edição Pg. 78 - 80

20. Bascom R, Shusterman D. Exposições ocupacionais e ambientais e o trato respiratório superior. Vol. 123 de lung biology in health and Disease 1999; *123*: 65-94.

21. Naderio R, Solomon W. Rhinitis and inhalant allergens (Rinite e alergénios inalantes). *JAMA* 1997; 278: 1842 - 1848.

22. Perkner JJ, Fennelly K P, Balkissan R *et al.* Irritant-associated Vocal cord dysfunction. *J Occup Environ Med* 1998; 40:130-141.

23. OMS Genebra. Avaliação da exposição a partículas transportadas pelo ar no ambiente de trabalho 1984; 53-84.

24. Joseph D B. The respiratory Tract and the Environment (O trato respiratório e o ambiente). *Environ Health Perspect* 1977; 20:113 - 38.

25. Brooks SM, Hammad Y, Richards I *et al*, The spectrum of irritant-induced asthma: sudden and not-so sudden onset and the role of allergy. *Chest* 1998; 113:42-9.

26. Eric GH, Roland HJ. Chronic bronchitis, Emphysema, and Airway Obstruction (Bronquite crónica, enfisema e obstrução das vias aéreas). Em: Braunwald E, Fauci AS, Kasper DL, Hauser SL, Longo DL, Jameson JL.

Princípios de Medicina Interna de Harrison. *15 Ed.* EUA: *McGraw-Hill,* 2001: 1491-1499.

27. Korn RJ, Dockery DW, Spiezer Feet *et al.* Exposição profissional e sintomas respiratórios crónicos: um estudo de base populacional. *Am Rev Respir Dis* 1987; 136:296-304.

28. Heedrick D, Pouwels H, Hromhout H *et al.* Doença pulmonar crónica não específica e exposição profissional estimada através de uma matriz de exposição profissional: O estudo de Zutphen. *Int.J Epidemio* 1989; 18: 29 - 38.

29. Seaton A, Seaton D. Respiratory Diseases *5th Ed* 56:1079-1080

30. Wood machine processes, por Koch P The Ronald press co. *NY, 1964. 6 Ed*; 1318

31. Exposição ao pó de madeira na indústria de Ontário: The Occupational Health aspects, Holiday MG publicado por Michael Holiday and Association, *Ottawa, 1986 19Ed*; 30 - 32.

32. Jones P.A Smith L. C Exposição pessoal ao pó de madeira dos trabalhadores da indústria do futuro na área de High Wycombe: uma comparação estatística dos resultados do inquérito de 1983 e 1976/77. *AM Occup Hyg 1986; 30: 171 -184.*

33. Darly F.J Operações de trabalho da madeira - fabrico de mobiliário. Em Oralley LJ, Cralley LV (Eds) Industrials Hygiene Aspects of plant operations vol. 2 operation and product fabrication. *Macmillan Press, Toronto* 1984: 349 - 362

34. Dutkiewicz J, Jabionski L, Stephen A *et al.* riscos biológicos profissionais: *Am J Ind Med* 1988; 14: 605 - 623

35. Olenchok SA Health effects of biological agents: the role of endotoxin (Efeitos dos agentes biológicos na saúde: o papel da endotoxina). *Appl Occup Environ Hyg:*2001; 9:62 - 64.

36. Rylander R. Organic dusts and lung reactions-exposure characteristics and mechanisms for disease (poeiras orgânicas e reacções pulmonares - caraterísticas de exposição e mecanismos de doença). *Scand J wk. Saúde Ambiental* 1985; 11 - 199 - 206.

37. Maatta J, Majuri M L, Luukkonen RT *et al.* Caracterização da expressão de citocinas e quimiocinas induzida por poeiras de carvalho e bétula em macrófagos de ratinho. *Células RAW 264 - 267 Toxicologia* 2005: 215:25 - 36.

38. Dutkiewicz J, Skorska C, Matuszyk A *et al.* Response of saw mill workers to

work related air borne allergens. *Am Agric environ Med.* 2001; 8(1):81-90.

39. Jinadu MK, Owolabi SP, Hossain MZ *et al.* Função respiratória em trabalhadores de mobiliário de madeira na Nigéria. *West Afri Med J.* 1988; 7(2): 104 - 107

40. Chang-yeung M *et al.* Symptoms of Pulmonary function and bronchial hyperactivity in western cedar workers compare with those in office workers: trabalhadores de cedro comparam com os de trabalhadores de escritório. *Am Rev resp Dis* 1984; 130: 103 - 104

41. Piseniello DL *et al.* Exposição ocupacional ao pó de madeira, variáveis do estilo de vida e sintomas respiratórios. *J occup Med* 1992; 34:788- 792.

42. Norrish AE *et al.* A study of New Zealand Wood workers: exposures to wood dust, respiratory symptoms and suspected cases of occupational Asthma *NZ Med J* 1992; 105: 185 - 187.

43. A.I Zuhair YS *et al*: Função ventilatória em trabalhadores expostos a poeiras de chá e madeira. *Br J Ind Med* 1891; 38: 339 -345

44. Shamssain MH Função e sintomas pulmonares em trabalhadores expostos a poeiras de madeira. *Thorax* 1992; 47: 84 - 87.

45. Born PJA *et al.* Sintomas respiratórios, função pulmonar e celularidade nasal em trabalhadores da madeira indonésios, uma análise da resposta à dose: *J Occup. Environ Med* 2002; 59: 338 - 344.

46. Schlunssen V *et al.* Sintomas respiratórios e função longa entre os trabalhadores dinamarqueses do sector da madeira. *Occup Environ Med* 2002; 44 (1): 82-98.

47. Saou-Hsing L *et al.* Sintomas respiratórios e função pulmonar em trabalhadores de fábricas expostos a poeiras de madeira. *Am J Ind Med* 1988; 30 (3):293 - 299.

48. Alex AW, Ingrid T. K Tobacco Tightrop balancing disease prevention and economic development in China *N. Engl JMed* 2007; 356: 1493 - 96.

49. XU X, *et al.* Smoking, changes in smoking habits and rate of decline in FEV1, new Insight into gender difference. *Eur Respir J* 1994; 7 1056.

50. Mason RJ Cigarette smoking and health. *Am Rev respir Dis* 1985; 132:1133.

51. Tager IB, Speizer FE. Estimativa de risco para bronquite crónica em fumadores; um estudo da diferença entre homens e mulheres. *Am Rev Respir. Dis.* 1976; 113: 619.

52. Doll R, Peto R. Mortality in relation to smoking 20 years Observation of male British Doctors *Br Med J* 1976; 2: 1525.

53. Bazas T Efeitos da exposição profissional a poeiras no sistema respiratório dos trabalhadores do sector do cimento. *J Soc. Medicina do Trabalho* 1980; 30: 31 -36

54. Strachan DP *et al.* Incidência e prognóstico da asma e da doença da pieira desde a primeira infância até aos 33 anos de idade numa coorte nacional britânica. *Br Med J* 1996; 312: 1195.

55. Adlen L. Crescimento maligno primário dos pulmões e brônquios. NY, Longmans green 1912; 16: 325 - 328.

56. Pearl P. Tobacco smoking and longevity *Sci.* 1938; 87: 216-218.

57. Samet JM: Health benefit of smoking cessation (Benefícios para a saúde da cessação tabágica). *Clin Chest Med* 1991; 12: 669 -671

58. Samet JM, Wiggin CL, Humble CG *et al* Cigarette smoking and Lung cancer in New Mexico. *Am rev Respire Dis* 1988; 133:1110 - 1114

59. Jemal A *et al.* Estatísticas do cancro 2002. *CA cancer J clin* 2000; 52: 23 - 26.

60. Hammond EC Selikoff IJ, Seidman *et al.* Asbetos exposure, Cigarette smoking death rates. *Ann NY acad scio* 1979; 330: 473 - 475.

61. Crapo RO: Testes de função pulmonar. *N Engl J Med* 1994; 331: 25 -28.

62. Miller A Lung function testing: selection of reference values and interpretative strategies *Am Respire Dis.* 1991; 144: 1202

63. Paggiaro PL, Moscato G, Gianini D The Italian working group on the use of peak expiratory flow rate (PEFR) in asthma *Eur Respir Rev* 1993; 3: 438-43

64. Dull WL. The place of the chest radiograph in estimating total lung capacity *BillPhysiopathol Respire* 1980; 16: 771 -772.

65. Walter *LCl* Um sistema de rastreio clínico radiográfico e fisiológico para a avaliação longitudinal de doentes com fibrose pulmonar idiopática *Am Rev respire Dis* 1986; 133: 97 - 100

66 Tashikim DP, Clements PJ, Wright PS Inter-relação entre Envolvimento pulmonar e extra pulmonar na esclerose sistémica *Chest* 1994; 105: 489-

490

67 Governador J Dariye, *Reengenharia do Planalto,* 1999-2005; 1:3-4

68 Diário do Governo do Estado de Plateau 1989 Ed

69 Smith P G, Marrow RH Method for field trails of interventions against tropical disease, Oxford University press 1992; 15 Ed; 49-51

70 . Femi-Pearse D, Adeniyi Jones A, Oke AB Sintomas respiratórios e a sua relação com o consumo de cigarros, ocupações poeirentas e poluição do ar doméstico: estudos numa amostra aleatória de uma população urbana africana Lagos Nigéria *The West Afri Med J 1973; 57- 63.*

71 Olanrewaju D M Equação de previsão da função respiratória nos homens *East Afri Med J* 1991; 68: 812-819

72 Anyanwu CH, Umeh BU Estudo da função pulmonar ventilatória em jovens adultos nigerianos saudáveis *Afr. J Med. Sci* 2001;18:257-262

73 International Rhinitis Management Working Groups Relatório de consenso internacional sobre o diagnóstico e a gestão da rinite *Allergy* 1994; 49:1-34

74 Thompson MJ, Strachan DP Which spirometric indices best predict subsequent death from chronic obstruction pulmonary disease? *Thorax* 2000; 55: 785-788 48

75 Wilson AF Pulmonary function testing: indications and interpretations publicado por *Grune and Stratton, Orlando,* 1985; 68: 812-819

76 Declaração da sociedade torácica americana sobre a normalização da espirometria *Am Rev Respire* Dis 1987; 136: 1286- 1296

77 Femi-Pearse D, Elebute EA Ventilatory function in healthy adult Nigerians *Clinical Science* 1971; 41:203 - 211.

78 Ugheoeke AJ, Ebomoyi MI, Iyawe VI Influência do tabagismo nos sintomas respiratórios e nos índices de função pulmonar em trabalhadores de serrações na cidade de Benin, Nigéria *Niger J Phisiol Sci 2006;21(1-2):49-54*

79 . Holness DL *et al.* Sintomas respiratórios e função em trabalhadores expostos a poeiras de madeira e trabalhadores de controlo com base em relações exposição-efeito *J. Occup. Med.* 1985; 27: 501-506 *21 (1-2):49-54.*

76 Bosan IB, Okpapi JU Sintomas respiratórios e perturbação da função ventilatória entre os trabalhadores da madeira na cintura de savana do norte da Nigéria *Ann of Afri Med* 2004; 3(1):22-27

77 kwari OO, Antai AB, Owu DU *et al.* Estado da função pulmonar de trabalhadores expostos a poeiras de madeira em mercados de madeira em calabar, Nigéria *Afri J Med Sci* 2005;34 (2):141-145

78 Gold smith DF, Shy CM Um estudo epidemiológico dos efeitos sobre a saúde respiratória num grupo de trabalhadores do sector do mobiliário da Carolina do Norte *J Occup Med* 1988;30:59-65

79 Patrick A, Herbert F, Lyle S *et al* Saúde pulmonar dos trabalhadores das serrações *Chest* 1995; 108:642-646

80 Halpin DMG, Graneek BJ Sintomas respiratórios e resposta imunológica e concentração de aeroalergénios em serrações *Occup Environ Med* 1994; 51:165172

81 Janusz M, Anna G, Czeslawa S *et al* Sintomas relacionados com o trabalho entre trabalhadores de fábricas de mobiliário na região de Lublin (Polónia Oriental) *Ann Agric Environ Med* 2002; 9:99-103

82 . Lawrence PG. O efeito da altitude sobre a função pulmonar de residentes de alta altitude de ascendência europeia. *Am J of PhysicalAnthropology.* 1988; 75:77-85.

83 . Wolf C. Potential impact of altitude on lung function (Impacto potencial da altitude na função pulmonar). International Archieves of *Occup environ med.* 1996; 6:106 -108.

84 . Glindmeyer HW, Lefante JJ, Jones RN. Pó de algodão e uma mudança de turno cruzado no FEV1 como preditor da mudança anual no FEV. *Am J Respir Crit Care Med* 1994:149;584-590.

85 . Ukoli CO, Joseph DE, Durosinmi MD. Pico de fluxo expiratório em fumadores de cigarros. *Highland Med Res J.* 2002; 1(2):36 -37.

APÊNDICE A

FORMULÁRIO DE CONSENTIMENTO

Eu, Dr. Jacob Amos Dunga, do Departamento de Medicina Interna do Hospital Universitário de Jos, desejo efetuar uma investigação sobre **"SINTOMAS RESPIRATÓRIOS E FUNÇÕES VENTILATÓRIAS DOS TRABALHADORES DAS SERRAGENS NO ESTADO DE JOS PLATEAU"**

A sua participação neste estudo de investigação é solicitada e pode optar por participar ou não.

Durante o estudo, ser-lhe-á pedido que responda a algumas perguntas de um questionário e que sopre ar em dois aparelhos: um medidor de pico de fluxo e um espirómetro.

Não serão recolhidas amostras de sangue e não lhe será pedido que pague qualquer quantia.

Todas as informações recolhidas serão tratadas de forma confidencial. Se quiser fazer parte do estudo, por favor assine em baixo.

Obrigado

I .... Li ou foi-me interpretado e tenho compreendi toda a informação que me foi dada sobre a minha participação neste estudo. Aceito voluntariamente fazer parte da investigação. Assinatura/impressão digital do sujeito .... Data:.....................

Nome do sujeito...

Assinatura do investigador .... Data ....

Nome do investigador ....

APÊNDICE B

PROFORMA

QUESTIONÁRIO MRC MODIFICADO SOBRE SINTOMAS RESPIRATÓRIOS

INICIAIS .... N.º DE SÉRIE

DATA DA ENTREVISTA...

IDADE NO ÚLTIMO DIA DE NASCIMENTO ....

OCUPAÇÃO ....

INDÚSTRIA..

SECÇÃO DE TRABALHO ....

DURAÇÃO DO TRABALHO NAS INDÚSTRIAS DE SERRAÇÃO

PERÍODO EM HORAS DE EXPOSIÇÃO AO TRABALHO POR DIA

Preâmbulo

Tosse

Vou fazer-lhe algumas perguntas sobre o seu peito e gostaria que respondesse SIM ou NÃO

a. Tem tosse Sim................. Não...........

b. Em caso afirmativo, especificar a que hora do dia;

i. Manhã Sim.................. Não ....

ii. Tarde Sim................... Não ....

iii. Noite quando deitado Sim .... Não ..

iv. Após o encerramento do trabalho sim ....Não

v. Todo o tempo Sim............... Não................

vi. Outros (quando o tempo está fresco ou depois de beber água fria

Sim..................................Não.........

c. Quando é que a tosse começou?

i. Semanas sim............................. Não ....

ii. Meses Sim............................ Não ....

iii. Anos Sim............................ Não ....

iv. Pode ser específico ....

2. Fleuma (expetoração) Sim Não

a. Costuma ter catarro ( ) ( )

b. Costuma falar de catarro durante a

i. Dia? ( ) ( )

ii. Noite? ( ) ( )

iii. Todo o tempo ( ) ( )

4 . (a) Nos últimos três anos, teve alguma doença do peito que o impediu de realizar as suas actividades habituais durante uma semana?

Sim..

Não..

Em caso afirmativo,

b. Em alguma destas doenças, trouxe mais catarro do que o habitual?

Sim...

Não...

c. Já teve mais do que uma doença como esta no passado

Sim................................ Não ....

5 . Falta de ar

É incapaz de andar por qualquer outra razão que não seja uma doença cardíaca ou pulmonar? Em caso afirmativo, omita a pergunta 4.

a. Sente falta de ar quando corre em terreno plano ou quando sobe uma pequena colina?

Sim... Não......................

b. Em caso afirmativo, sente falta de ar ao caminhar com outras pessoas da sua idade em terreno plano? Sim................Não.......................

c. Em caso afirmativo, tem de parar para respirar quando caminha ao seu próprio ritmo em terreno plano? Sim .... Não..........................

6 . Sibilância

1. O seu peito tem um som sibilante ou assobiado?

2. Em caso afirmativo

Especificar a hora do dia:

Manhã -Sim ....Não.............

Tarde - Sim... Não ....

Noite - Sim ....Não.............

c. Alguma vez teve ataques de falta de ar com pieira? Sim Não

d. Se sim, a sua respiração é/era absolutamente normal entre os ataques?

Sim Não ....

7. Doenças anteriores

Alguma vez tiveste?

a. Uma lesão ou operação que afecta o tórax?

Sim.................................Não ....

b. Problemas cardíacos Sim................ Não

c. Bronquite (pergunta nº 3) Sim... Não ...

d. Pneumonia Sim.............. Não ....

e. Pleurisia Sim...Não ....

f. Tuberculose pulmonar Sim............ Não ....

g. Asma brônquica Sim .... Não ....

h. Outra sensação de aperto no peito? Sim... ....

7 . Espirra e tem Sim .... Não ....

8 . Sente um aperto no peito? Sim... Não ....

9 . Tem algum historial de alergia? Sim ....Não..

10 . Fuma Sim.............................Não ....

11 . Inala fumo Sim.................................Não ....

Diria que inala o fumo?

Ligeiramente Sim ....Não....................

Moderadamente Sim..................................Não........................

Profundamente Sim ....Não..........................

12 Que idade tinha quando começou a fumar?

13 Fuma cigarros manufacturados? Sim ....Não.............

14 Qual é a marca que fuma? Especificar....................

15 Quantas varas fuma por dia? ....

16 Tem vindo a reduzir o seu consumo de tabaco nos últimos anos? Sim Não ....

17 Há quanto tempo fuma? Especificar ....

18 Medições Temperatura ambiente (graus).....................

Altura em pé (cm)...

Peso (kg)...

IMC...

Hora do dia ....

PEFR (litros/minutos)l ....

2 ....

3 ....

4 ....

5 ....

19 Instrumento de espirometria Não.............

FVC (litros) 1 ....

2 ....

3 ....

APÊNDICE C

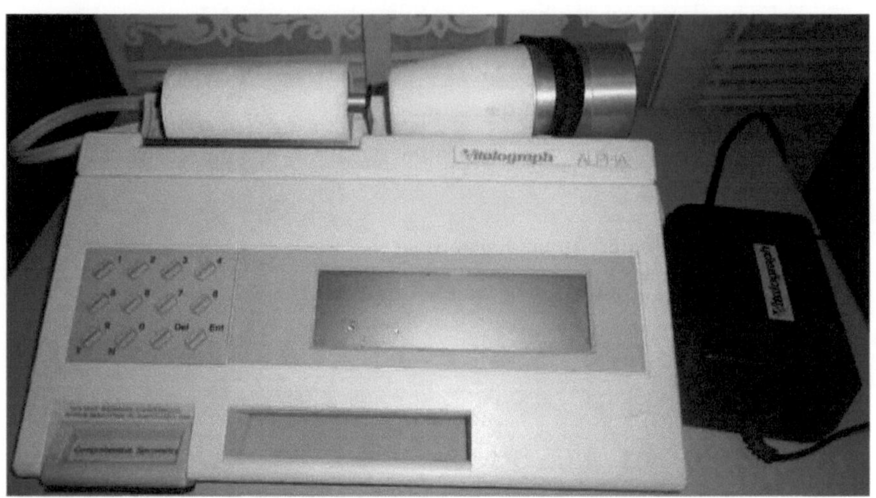

Espirómetro

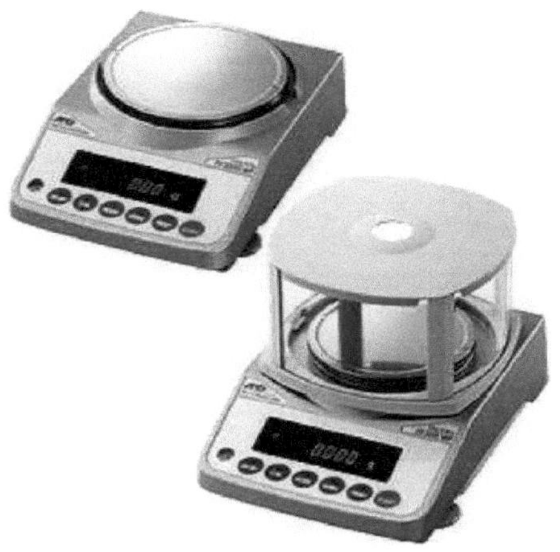

Dispositivo de medição de poeiras

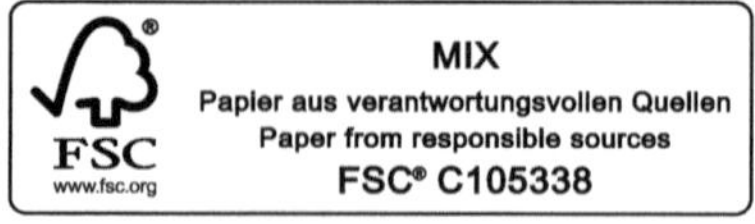

Printed by Books on Demand GmbH, Norderstedt / Germany